LE
SPHYGMOMÈTRE

INSTRUMENT

QUI TRADUIT A L'ŒIL TOUTE L'ACTION DES ARTÈRES.

UTILITÉ DE CET INSTRUMENT DANS L'ÉTUDE DE TOUTES LES MALADIES.

RECHERCHES

SUR LES AFFECTIONS DU CŒUR

ET

LE MOYEN DE LES DISTINGUER ENTRE ELLES.

MÉMOIRE

Présenté à l'Institut de France

PAR LE DR JULES HÉRISSON.

———•———

PARIS.

LE MÉMOIRE SE TROUVE

A LA LIBRAIRIE UNIVERSELLE DE BOHAIRE,

RUE LAFFITTE.

ET CHEZ CROCHARD, LIBRAIRE,

PLACE DE L'ÉCOLE-DE-MÉDECINE, 13.

LE SPHYGMOMÈTRE

CHEZ M. PAUL GARNIER, HORLOGER-MÉCANICIEN,

RUE TAITBOUT, 8 BIS.

1834

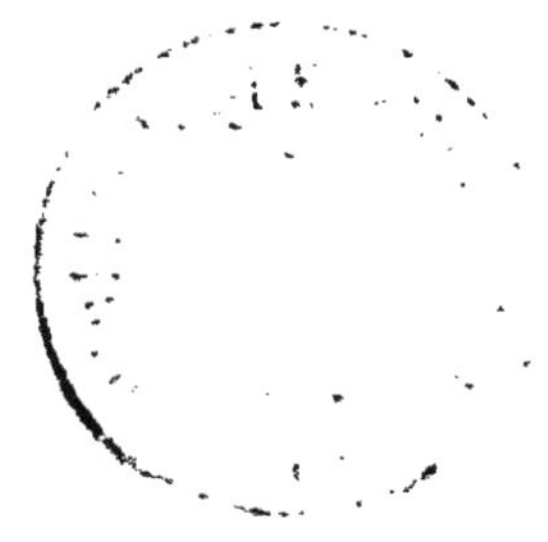

LE
SPHYGMOMÈTRE.

M. Hérisson se fera un plaisir d'enseigner à ses confrères la manière de se servir du Sphygmomètre. Il ne faut qu'une séance très courte pour apprendre à le manier convenablement.

M. Hérisson sera chez lui tous les jours, depuis 11 heures jusqu'à 2 heures. Rue Neuve-des-Mathurins, n° 20.

LE
SPHYGMOMÈTRE

Instrument

QUI TRADUIT A L'ŒIL TOUTE L'ACTION DES ARTÈRES.

UTILITÉ DE CET INSTRUMENT DANS L'ÉTUDE DE TOUTES LES MALADIES.

RECHERCHES

SUR LES AFFECTIONS DU CŒUR

ET LE MOYEN DE LES DISTINGUER ENTRE ELLES.

MÉMOIRE

Présenté à l'Institut de France

PAR LE DR JULES HÉRISSON.

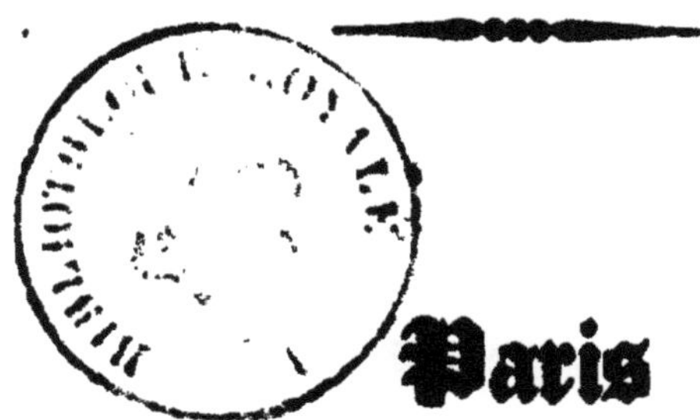

Paris

LE MÉMOIRE SE TROUVE

A LA LIBRAIRIE UNIVERSELLE DE BOHAIRE, RUE LAFITTE.
ET CHEZ CROCHARD, LIBRAIRE,
PLACE DE L'ÉCOLE DE MÉDECINE, 13.

LE SPHYGMOMÈTRE
CHEZ M. PAUL GARNIER, HORLOGER-MÉCANICIEN,
RUE TAITBOUT, 8 BIS.

1834.

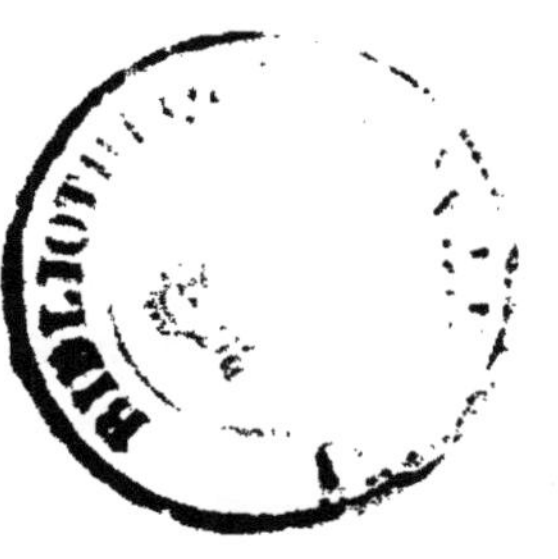

Extrait d'un Rapport fait à l'Académie des Sciences sur un Instrument un Sphygmomètre de M. le Dr Hérisson. Commissaires MM. Magendie et Serres.

« Les Commissaires ont donné une attention particulière à l'examen de l'Instrument
« présenté par M. Hérisson qui l'ont soumis à diverses épreuves, ce n'est qu'après avoir
« multiplié et varié les expériences, qu'ils se présentent pour vous faire connaître les résultats
« auxquels ils sont parvenus. »

« Suit la description de l'Instrument et la manière de l'appliquer »
« MM. les Commissaires ajoutent

« Il y a donc un certain nombre de précautions à prendre et quelques difficultés
« à lui montrer pour appliquer convenablement l'Instrument sur une artère si vous
« pressez y trop fortement, le mercure monte, il est vrai, haut dans le tube, mais l'artère
« étant comprimée, le cours du sang se trouve ralenti ou même empêché, les pulsations ne
« sont plus transmises à la colonne de mercure; d'un autre côté, si la pression n'est pas
« assez forte et si la base de l'Instrument n'est pas exactement adaptée au vaisseau, les
« battements du pouls ne sont que très imparfaitement apparents dans le tube, ce n'est donc
« qu'après un certain tâtonnement, qu'il est possible d'obtenir le maximum d'effet des
« pulsations dans l'Instrument. &c &c &c »

« M. Magendie est désiré que l'Instrument marchât comme le Sphygmomètre
Cependant plus loin il s'exprime ainsi. « Quoiqu'il en soit, quand les difficultés à l'application
« du Sphygmomètre sont surmontées que les pulsations se transmettent librement
« au mercure, on voit nettement le métal monter dans le tube à chaque contraction du ventricule
« gauche et toutes les nuances de cette contraction, telles que l'irrégularité dans les intervalles
« la durée, la force de la contraction du cœur, sont immédiatement apparentes dans le tube, et
« donnent au Médecin un spectacle nouveau et intéressant, car il voit de ses yeux, ce que jusque
« là, il n'avait fait qu'apprécier d'une manière plus ou moins parfaite, à l'aide de son toucher »

« Pour conclusions, les Commissaires proposent de remercier M. le Dr Hérisson
« et M. Paul Garnier, Horloger mécanicien. »

Signé : Serres et Magendie, Rapporteurs.

L'Académie adopte les Conclusions du Rapport
Certifié conforme
Le Secrétaire perpétuel pour les Sciences naturelles

Signé Flourens.

N. B. — M. Magendie n'a pas jugé à propos d'aborder la seconde partie du mémoire
de M. Hérisson. Ce mémoire a pour titre : Recherches sur les maladies du cœur et le moyen
de les distinguer entre elles — Chacun sait que M. Magendie s'occupe d'étudier sur les
mêmes maladies, et c'est par esprit de réserve sans doute, qu'il s'est abstenu

Sphygmomètre.

Manière d'appliquer l'instrument.

On saisit l'instrument par la base
et avec le pouce et l'index
on applique cette base sur le
trajet de l'artère radiale et on
l'applique exactement à l'endroit où
l'on sent le pouls exactement
en appuyant graduellement ayant
soin d'observer la force et on intro⸗
communique au mercure … On
n'ira pas plus loin dans les recherches
dès qu'en les comparant avec elles
on aura obtenu le maximum des
contractions. On prend alors son
pouce d'appui sur le radius en
se servant du bord inférieur des
deux doigts qui tiennent l'instrument
et l'on s'assure de lui, en s'arrangeant
autant que possible pour que la base de
l'instrument combine par le milieu
sur le trajet de l'artère.

Quand l'observation est faite on tourne le robinet pour
empêcher le mercure de se répandre.

A B réservoir qui contient
le mercure.

C robinet qu'il faut avoir
soin de tourner quand on veut
appliquer l'instrument.

D tube en verre divisé
pour marquer la force des
pouls.

A L'Institut

De France.

Messieurs,

Après beaucoup d'essais plus ou moins satisfaisans, mais tous assez concluans pour me prouver qu'il était possible de réussir, je m'arrêtai au projet de faire exécuter un instrument qui pût traduire à l'œil toute l'action des artères. Il s'agissait de trouver un artiste assez habile pour réaliser mes idées ; j'eus le bonheur de le rencontrer : M. Paul Garnier, jeune mécanicien, déjà distingué dans l'horlogerie par ses précieuses inventions, voulut bien m'aider de tout son talent ; je trouvai en lui la dextérité et le génie. Le Sphygmomètre que j'ai l'honneur de vous présenter aujourd'hui, est son ouvrage comme le mien, et c'est en son nom comme au mien que je viens le soumettre à votre approbation.

Je vais, Messieurs, vous décrire notre instrument, ainsi que la manière de s'en servir; j'aurai l'honneur, ensuite, de vous démontrer son utilité en médecine, et je terminerai par l'exposé de mes recherches dans l'étude des maladies du cœur. J'ai la confiance que dans cette partie clinique de mon mémoire vous trouverez plus d'un motif pour croire que déjà mes travaux ne sont pas sans quelque profit pour les sciences médicales.

L'instrument que j'appelle Sphygmomètre se compose d'un tube en cristal gradué sur la face antérieure, garni d'un papier de couleur postérieurement, et terminé en bas par un globe d'acier coupé dans son diamètre. Cette moitié de globe est fermée par une membrane très fine; en haut elle se continue avec le tube par un capillaire de même calibre. Toute communication entre eux est interrompue, à volonté, par un petit robinet. Une quantité déterminée de mercure se trouve dans ce demi-globe, et est susceptible, quand on applique l'instrument d'une manière convenable sur le trajet d'une artère, d'en recevoir et d'en présenter toute l'action dans le tube transparent [1]. On se sert, pour explorer le cœur, du même instrument fait sur des proportions plus grandes. Remarquez bien que le capillaire, le globe tronqué et la quantité de mercure étant les mêmes pour tous les Sphygmomètres, ils ont tous la même faculté et fournissent une mesure identique.

La personne dont on examine le pouls peut être assise ou couchée; si elle est assise, le médecin se place en de-

[1] M. le docteur Poiseuil a publié ses recherches sur la force du cœur aortique; je n'ai eu connaissance de son mémoire que long-temps après avoir eu inventé le Sphygmomètre, qui, au surplus, n'a aucun rapport avec les instrumens qui ont servi à ses expériences sur les animaux.

hors ou devant le bras dont il interroge l'artère, il fixe ce bras sur sa main gauche, ou sur sa cuisse, ou sur le bras d'un fauteuil. L'instrument, tenu par sa base entre le pouce et l'index de la main droite, est appliqué sur le trajet de l'artère radiale, de manière à ce qu'elle traverse le plus exactement possible le centre du réservoir. Cette main droite cherche par la pression qu'elle exerce sur l'artère, à rencontrer son plus haut degré d'impulsion ; une fois fixé à cet égard, les parties inférieures du pouce et de l'index prennent leur point d'appui sur les parties latérales de l'artère : toute son action alors est transmise à la colonne de mercure, qui semble n'en être que la continuation.

Si la personne est au lit, le médecin se placera vis-à-vis le bras de son malade; ce bras sera fixé dans la main gauche, tandis que la main droite agira comme dans la position assise.

J'arrive maintenant aux qualités de l'instrument, et j'ai bien peur qu'à ce mot qualité, Messieurs, vous n'éprouviez la crainte que je ne les exagère d'un amour tout paternel. Rassurez-vous; je ne signalerai que les services qu'il m'a rendus; quant à ceux qu'il pourra rendre, je laisse à votre haute sagacité le soin de les pressentir.

Ses avantages positifs sont de traduire exactement à l'œil les mouvemens de totalité du cœur, quand on l'applique sur la région antérieure du thorax, qui répond cet organe, et tous les mouvemens du pouls quand on le place sur une artère.

Doit-on lui donner la préférence sur le toucher dans le but d'apprécier la force et le rithme du pouls?

Pour résoudre cette importante question qui doit fixer les destinées du Sphygmomètre, commençons par examiner ce qu'est le toucher chez les hommes qui le pratiquent à l'égard du pouls, et voyons sans prévention ce que l'on en doit attendre. Ce qui me frappe d'abord, c'est la diversité de sensation : pour qu'elle fût la même chez tous, il faudrait que les conditions de l'organe palpant fussent les mêmes ; or j'observe tout le contraire ; les mains sont ou jeunes ou vieilles, la peau en est délicate ou grossière, chaude ou froide, elles sont exercées ou sans expérience, etc., etc. La façon de sentir de chacun se trouve donc modifiée d'après chacune de ces situations, le jugement de tous sera donc différent, puisqu'il n'y a rien de semblable ou dans leur sensibilité, ou dans les conditions qui pourraient le rendre uniforme.

Le toucher, dans l'exploration du pouls, ne peut être utile qu'au médecin qui le pratique tous les jours sans s'écarter des lois qui entretiennent sa finesse et son habileté ; mais est-il infaillible et correct pour celui-la même qui n'a de compte à rendre de sa sensation qu'à lui-même, et le souvenir de cette sensation éprouvée la veille, ou depuis quelques jours, peut-il être assez exact pour lui permettre de justes comparaisons? Nous n'hésitons pas à répondre par la négative, et si notre opinion est conforme à la vérité, comment, à l'aide du toucher seulement, pourra-t-on apprécier les changemens que subira le pouls pendant le cours d'une maladie?

Supposons, par exemple, que le pouls d'un malade que vous voyez pour la première fois vous ait paru fort, régulier, égal, etc. ; je veux bien encore ne point charger votre mémoire de diverses anomalies qui se présentent quelquefois à l'état de santé comme à celui de maladie; supposons, dis-je que vous trouviez aujourd'hui le pouls de votre malade fort, régulier, égal; que demain il survienne un léger changement en plus ou en moins dans l'action artérielle, pourrez-vous déterminer, si toutefois vous pouvez signaler quelque différence, pourrez-vous déterminer la valeur de l'augmentation ou de la diminution du pouls, ainsi que la nature de son état rythmique? Non, vous ne le pourrez pas; vous direz, votre mémoire étant bonne et votre esprit présent : le pouls est un peu plus ou un peu moins fort; sa régularité n'est plus la même; dans tout ce que vous observerez il n'y aura rien d'exact et de positif; vous aurez aperçu le changement, vous ne l'aurez point déterminé d'une manière rigoureuse. Mais la médecine puise ses bonnes indications dans les observations précises, vous êtes donc exposé à ne point profiter des avantages qui pourraient en ressortir, et votre malade peut devenir victime du résultat obscur du plus attentif examen.

S'agit-il d'une consultation, d'une assemblée de médecins ; même diversité d'opinions, même embarras; l'un trouvera le pouls fort, régulier, l'autre trouvera que l'impulsion eu est modérée, mais il aura remarqué de l'inégalité, de l'irrégularité; celui-ci de la vitesse, celui-là de l'intermittence; ils ne seront point d'accord, et de la divergence dans le diagnostique, résultera naturellement de la différence dans le mode de médication. Les parens et le malade, trop souvent témoins de ces premiers et inévitables débats, débats toujours au moins imprudens, perdront toute confiance dans ceux qu'ils avaient appelés à leurs secours, et seront trop heureux encore si le découragement et la crainte ne viennent point aggraver le mal.

Après avoir très succintement exposé l'insuffisance du toucher dans l'exploration du pouls, hâtons-nous de dire qu'il ne peut être suppléé par aucun autre sens, dans l'appréciation de la forme et des qualités de densité ou de souplesse des artères; hâtons-nous de déclarer que l'instrument dont nous allons faire connaître les usages, ne serait d'aucune utilité sans lui et ne peut marcher qu'avec lui.

UTILITÉ DE L'INSTRUMENT.

A — Tous les hommes de l'art savent qu'il existe beaucoup d'anomalies dans la circulation et qu'il en est de si éloignées du type naturel, que si elles ne coïncidaient avec la santé, on serait porté à les regarder comme signes de maladies organiques du cœur, et, chose bien remarquable, la santé vient-elle à se déranger, toutes ces anomalies disparaissent, et le pouls reprend les qualités physiologiques qui se rencontrent chez tous les hommes. Il y a plus ; le médecin n'est sûr de la guérison qu'au retour de ces phénomènes qui auraient pu faire croire à un état pathologique. Cette observation a été faite sans le secours de notre instrument ; mais elle n'a pas eu l'exactitude désirable, et beaucoup d'individualités de pouls (qu'on me permettre l'expression) n'ont pas été signalées, faute d'un moyen commode, exact et fidèle. Vous verrez plus tard, Messieurs, que le Sphyomomètre découvre à l'observateur certains phénomènes que le toucher laisse passer inaperçus ; mais en ne nous occupant que des cas les plus ordinaires ; cet instrument est essentiel pour bien connaître le pouls des personnes que l'on est appelé un jour à soigner dans leurs maladies ; car alors on jugera beaucoup mieux des dérangemens du pouls dont on aura mentionné la disposition habituelle.

L'instrument aura donc pour premier avantage de permettre au médecin d'inscrire sur son carnet la description exacte du pouls de tous ses cliens[1]. Il est aisé de voir à quoi pourront servir de pareilles notes, lorsque la santé viendra a être troublée. Un seul exemple suffira pour faire comprendre l'importance de semblables données : M. est âgé de trente-ans, est bien portant, son pouls, exploré le matin, présente au Sphygmomètre 10 degrés d'élévation, il bat 60 fois par minute, il est régulier, égal. souple, etc. ; M. tombe malade, son pouls bat maintenant 70 fois par minute, il s'élève à 12 degrés, il n'est plus égal et le temps qui sépare chaque pulsation n'est plus régulier ; il est devenu dûr. Il est évident qu'en mettant en regard cette observation avec la première, on pourra juger du premier coup d'œil, et avec exactitude, par quel côté la circulation se trouve directement ou sympathiquement detournée de l'état physiologique. Tous les efforts du médecin auront pour but de la rapprocher de l'état normal, en se servant des observations faites pendant la santé, et les comparant avec celles qu'aura fourni l'état de maladie.

Si dans tous les temps le pouls fut considéré comme la boussole des médecins, j'espère qu'aujourd'hui la métaphore est devenue une réalité.

B — Le Sphygmomètre acquiert une grande utilité lorsqu'il s'applique aux malades placés dans un hospice consacré à l'instruction des jeunes gens; dès que le professeur l'a fixé sur le bras, les élèves regardent et suivent avec attention les remarques qu'il croit à propos d'indi-

---

[1] Il est inutile de faire remarquer que cette description du pouls devra être faite aussi souvent que pourront l'exiger les progrès de l'âge, ainsi que les autres circonstances qui peuvent apporter un changement notable dans la circulation.

quer, ils jugent avec leurs yeux, autrement ils ne juge-
raient qu'avec la foi, car leur toucher n'est point encore
assez exercé pour qu'ils puissent même se permettre une
réflexion dans le cas ou le résultat de leur examen ne serait point conforme à celui de leur maître.

C — Dans une consultation médicale chacun peut le
fixer à son tour et le faire voir à tous ; chacun s'assurera
donc par lui-même de ce qu'il aura observé pendant qu'il
n'était que spectateur.

D — Les mémoires à consulter jusqu'à présent n'ont
pu fournir que des documens approximatifs sur la circulation du malade, qui s'adresse à grands frais à des célé-
brités éloignées ; aussi en fait-on peu de cas, et ne s'ar-
rête-t-on point sur ce qu'en dit le médecin ordinaire.
Aujourd'hui plus d'exactitude dans la correspondance
pourra s'établir de ce côté : l'instrument étant le même
partout, la mesure donnée à Saint-Pétersbourg sera
comprise à Paris.

E — Les changemens qui surviendront pendant le
cours d'une maladie, pendant ou après une médication
quelconque, pourront être notés et communiqués avec
précision. Le médecin qui ne viendra que tous les jours
ou tous les deux jours pourra, appréciant l'effet des
moyens qu'il aura mis en usage, continuer, modifier, ou
changer à bon droit, la thérapeutique dont il se sera
servi[*].

[*] Je donne mes soins à plusieurs personnes qu'une disposition apoplectique rendait sujettes à de fréquentes congestions
cérébrales. J'explore souvent leur pouls ; dès que j'ai remarqué qu'il dépasse le degré d'impulsion convenable à l'équilibre,

Je bornerai là, Messieurs, l'exposé des avantages que l'on peut retirer du Sphygmomètre; je n'ai voulu que planter des jalons, et je serai trop heureux si dans la nouvelle route où je me suis engagé, mes confrères me savent quelque gré de leur avoir indiqué le moyen de l'achever plus commodément que je ne l'ai commencée. Avec de la persévérance, de la bonne foi et le concours de tous les hommes qui s'occupent des sciences naturelles, il sera possible un jour de former une bonne théorie du pouls; théorie qui manque absolument à l'art de guérir, et qui épargnera bien des erreurs à ceux qui le professent.

Je vais présenter à l'Académie le sommaire des recherches que j'ai faites sur les maladies du cœur. J'ai consacré six ans d'études au travail dont j'offre le résumé; j'ai l'espérance que ce travail rendra des services dans le diagnostique, et qu'il pourra, jusqu'à un certain point, faire voir tout le parti que la médecine doit tirer d'un moyen qui par sa nature la rapproche des sciences exactes.

MALADIES DU CŒUR.

Les affections du cœur sont nombreuses, mais les ma-

je fais apposer quelques sangsues ou tirer une certaine quantité de sang. J'ai appris que telle quantité doit suffire pour ramener le pouls à l'état normal : avec cette précaution et cette précision de moyens, mes malades, placés auparavant sur un volcan, se livrent avec sécurité aux jouissances d'une vie paisible. Ils n'ont plus d'attaques; et je pourrais presque affirmer qu'ils n'éprouveront pas d'accidens, s'ils ne se jettent point dans de trop grands écarts de régime, et s'ils continuent surtout à maintenir leur système circulatoire et sanguin au degré de modération que m'indique toujours à coup sûr le Sphygmomètre.

ladies graves de cet organe sont plus rares qu'on ne le pense communément. L'erreur où l'on est à cet égard vient de ce que ses modifications sympathiques sont extrêmement variées, et qu'elles donnent lieu à de fréquens dérangemens dans l'exercice de ses fonctions. Ces dérangemens divers peuvent durer fort long-temps sans lésion de tissu ; la plupart des médecins qui ont traité cette partie de la science ont pourtant affirmé que, de tous les viscères, le cœur, après les poumons, était le plus souvent atteint de maladies organiques. Je ne suis pas de leur avis. Corvisard et Laennec, Bouillaud, Kreysig, Burns, etc., etc., ont sans doute jeté un grand jour sur le diagnostique des maladies qui nous occupent, mais de quelle utilité tous leurs efforts, s'il n'ont pour résultat que la faculté de constater un état désespéré, et pour lequel la médecine offre à peine quelques soulagemens ; en effet, Messieurs, avec toutes nos connaissances, toutes nos recherches et tous nos moyens d'exploration, il ne nous est possible de signaler et de distiguer les maladies organiques du cœur, qu'au moment où elles sont au-dessus des ressources de l'art.

Je puis, à l'aide de mon instrument, reconnaître *ab ovo* le moindre dérangement dans la circulation générale, et je crois qu'il n'est pas impossible alors, de s'opposer au développement du mal dont l'organe principal est menacé. Les lésious de tissu n'ont souvent pour premier symptômes que des troubles nerveux, et sans admettre a l'explication de ce phénomène pathologique telle doctrine plutôt que telle autre, j'ai parfaitement reconnu que la plupart des hypertrophies, des indurations, des végétations et des rétrécissemens ont commencé par de simples aberrations rithmiques.

Je n'entrerai point dans l'examen de cette proposition,

chaque praticien consciencieux l'admettra sans effort. Le cadre d'un Mémoire, au surplus, m'interdit une discussion dont le développement exigerait la moitié d'un volume; je me bornerai, comme je l'ai promis, à ne citer que des faits. Les faits ont plus de valeur pour la science, que la logique n'a de pouvoir pour persuader les esprits.

C'est au moyen de la percussion, de l'auscultation, de la mensuration et des signes fournis par l'ensemble de l'organisme, que la médecine, jusqu'à présent, parvient à la découverte des différentes maladies organiques dont le cœur peut être le siége. Tous ces genres d'investigation sont souvent infidèles; ailleurs nous les passerons en revue, et nous démontrerons qu'avec eux le mal n'est guère visible que lorsqu'il n'est plus possible de ne le pas voir; Nous démontrerons qu'ils sont surtout insuffisans pour reconnaître et signaler une maladie organique du cœur à son début.

Et d'abord qu'on nous permette pour l'instant d'exposer rapidement les causes qui mettent obstacle à leur précision. 1° Les différens bruits produits par les deux côtés d'un cœur sain ne sont pas constamment semblables chez tous les individus; 2° la cause de ces différences tient à des circonstances qu'il n'est pas toujours possible d'apprécier : telles sont une plus grande quantité de graisse dans les parois thorachiques, des tubercules dans les poumons, des dilatations bronchiques, etc., etc., etc.; 3° plusieurs états pathologiques du cœur fournissent le même bruit; 4° ce qui est bien autrement grave, les névroses du cœur peuvent offrir tous les signes fournis par la percussion et l'auscultation dans les maladies organiques; 5° La mensuration qui n'est qu'un moyen accessoire, et qui ne saurait entrer qu'en ligne de compte avec les autres signes tirés de la percussion, de l'auscultation, du facies et des phénomènes concomitans, n'a de valeur que dans ces cas extrêmes, où le volume exagéré du cœur vient à soulever les côtes et n'est plus susceptible de guérison. L'exploration du pouls m'a paru propre à dissiper l'obscurité qui règne au milieu des nombreux moyens proposés pour éclairer notre diagnostique; mais le toucher dont on se sert dans cette exploration n'a point l'exactitude rigoureuse que nous lui désirons, et, d'une autre part, il est insuffisant pour apprécier toutes les évolutions que lui fait subir un cœur malade ou en désordre. C'est donc encore par le Sphygmomètre, avec lequel on saisit jusqu'au plus petit acte de la circulation artérielle, que nous pourrons étudier et comparer l'état normal à l'état pathologique. Il est vrai que le rythme des artères n'est pas le même chez tous les hommes; d'accord, mais il sera plus facile de le noter avec l'instrument, qu'il n'est aisé de tenir compte des diverses sons produits dans le sthétoscope; supposé même que ce son pût être exprimé par des notes de musique, comme on s'en est avisé autrefois.

Le Sphygmomètre, outre cet avantage, a la propriété de révéler certaines actions artérielles qui sont caractéristiques de certaines lésions du cœur. Je prie donc l'Académie de mettre toute l'attention dont elle est susceptible à vérifier mes observations, me soumettant d'avance à reconnaître mes erreurs; et si dans le contrôle de ce que j'ai déjà vu, nous faisons de nouvelles découvertes, qu'elle soit assurée que je serai heureux de pouvoir les insérer dans l'ouvrage que je prépare, et pour la publication duquel je n'attends plus qu'un rapport encourageant.

CŒUR DROIT.

Rétrécissement auriculo-ventriculaire droit. — Quelque soit la nature de l'obstacle, le sang noir arrive difficilement dans les poumons, et alors voici les phénomènes que l'on observe : sentiment de pesanteur dans la région épigastrique, oppression, digestion pénible, angoisses plus ou moins continues; les mouvemens du cœur sont faibles, le pouls est petit, irrégulier, inégal, intermittent, quelquefois imperceptible; le foie souvent acquiert un volume considérable; il survient de l'infiltration aux membres supérieurs, puis ensuite aux membres inférieurs, et le malade succombe après une longue et douloureuse agonie. A l'autopsie on trouve ordinairement une dilatation extrême de l'oreillette. Le Sphygmomètre, dans le rétrécissement auriculo-ventriculaire droit présente ce phénomène particulier : la colonne de mercure ne descend pas toujours jusqu'à son point de départ, ou n'y descend qu'en deux temps; elle est surprise vers son milieu par une impulsion incidente qui la partage.

Rétrécissement ventriculo-pulmonaire. — Une grande partie des phénomènes que nous venons de rencontrer dans le rétrécissement auriculo-ventriculaire s'observe dans les rétrécissemens ventriculo-pulmonaires, avec cette différence que le ventricule, faisant des efforts considérables pour surmonter l'obstacle qui s'oppose au passage du sang dans l'artère pulmonaire, fait exécuter au cœur des mouvemens de totalité qui constituent ce que l'on est convenu d'appeler palpitations, palpitations extrêmement violentes, et qui ne sont nullement en rapport avec l'action artérielle; aussi le pouls est-il faible, tremblottant, tumultueux; il présente les mêmes signes sphygmométriques. Ce genre de lésions peut se terminer de deux manières bien différentes, et alors elles donnent lieu à deux altérations organiques, qui pourtant ne sont que la conséquence de la cause mécanique de la maladie primitive. Si l'obstacle est de peu d'importance et que son développement soit lent, l'action multipliée du ventricule en accroit la nutrition, et vous avez une hypertrophie; cette hypertrophie amène une apoplexie pulmonaire ou une hémoptisie foudroyante. Si l'obstacle, au contraire, est parvenu promptement à un degré considérable, il cause un anévrisme, une véritable dilatation du ventricule. Ses parois s'amincissent rapidement et sa rupture est inévitable, si le malade ne meurt avant d'un hydrothorax ou d'une infiltration générale, conséquence forcée du défaut de circulation du sang dans les poumons. Nous ne saurions admettre d'hypertrophies du ventricule droit et de l'oreillette du même côté, sans rétrécissement préalable, nous n'en avons jamais rencontré d'isolées, elles s'accompagnent toujours de végétations ou d'indurations valvulaires, ainsi que du rétrécissement de l'un des orifices auriculo-ventriculaire ou ventriculo-pulmonaire.

CŒUR GAUCHE.

Rétrécissement auriculo - ventriculaire gauche. — Dipsnée continuelle, oppression considérable au moindre exercice un peu violent, la face est violacée, principalement les lèvres, le nez et les pommettes, couvertes ordinairement de vaisseaux variqueux. Les mouvemens du cœur sont mous, le pouls est faible, irrégulier, intermittent, inégal, mais beaucoup plus que dans les rétrécissemens des orifices du côté droit; et la raison, je la trouve dans la différence chimique du sang qui arrive au ventricule. En effet, si le sang arrive lentement dans les poumons, leur action se trouve diminuée, si au contraire il y aborde avec facilité, leur action est augmentée. Dans la première circonstance, le sang moins oxigéné et par conséquent moins stimulant, n'imprimera qu'une activité modérée aux cavités gauches; dans la seconde, au contraire, cette activité sera grande, car le sang se sera régénéré dans une respiration plus facile, et l'action qu'il exercera sur les cavités gauches y déterminera une activité considérable, surtout s'il éprouve un obstacle à les parcourir : la conséquence en sera donc, pour le pouls une irrégularité plus gande; il pourra arriver aussi que ce ventricule gauche cesse d'agir jusqu'à ce qu'il ait pu admettre une certaine quantité de sang. Dans l'un et l'autre cas les artères sont presque vides, et cet état se prouve par leur affaissement sous la colonne sphygmométrique, qui s'abaisse au-dessous de son niveau dans la proportion de 1, 2 et même 3 degrés, suivant le volume de l'artère que l'on explore, et l'importance de l'obstacle qui s'oppose au passage du sang dans le ventricule gauche.

Rétrécissement ventriculo-aortique. — Ce rétrécissement est sans nul doute le plus fréquent de tous; les nombreuses hypertrophies concentriques et excentriques du ventricule gauche ainsi que ses dilatations, en font foi; et au nombre des causes qui provoquent et font naître ces lésions organiques il faut ranger en première ligne tout ce qui s'oppose au passage du sang dans l'aorte; les affections morales, vives ou concentrées; les excès dans l'alimentation accroissent ou compriment l'action du cœur, il en résulte une nutrition plus grande de l'organe, ou une excitation forcée de ses valvules et de ses orifices, et vous avez alors une hypertrophie primitive ou secondaire, une dilatation primitive ou secondaire; mais ne nous occupons ici que des rétrécissemens ventriculo - aortiques, voyons quels sont les phénomènes qui les accompagnent : l'oppression est plus grande que dans les autres rétrécissemens, l'anxiété plus horrible et les autres symptômes que nous avons décrits plus tranchés; le cœur s'agite avec une violence extrême; ses efforts incroyables et presque constans provoquent des angoisses inexprimables, le malade ne respire plus, il étouffe, et la mort est imminente pour tous les instants qui lui restent. Le pouls est presque ordinairement brusque, mais sans développement d'impulsions; il est irrégulier, inégal, fréquent, intermittent, et s'affaisse à chaque moment; le Sphygmomètre révèle encore ce signe de la viduité des artères, d'une manière très remarquable. La nécroscopie fait voir presque constamment que le rétrécissement ventriculo-aortique s'accompagne de l'hypertrophie ou de la dilatation du ventricule.

Hypertrophie du cœur sans rétrécissement des orifices. — Battement fort et profond du cœur, vertiges arrivant principalement après le repos, bouffées de chaleur au visage à la moindre agitation morale, oppression au moindre exercice, etc.; le pouls est régulier, mais inégal dans ses contractions, il présente cette anomalie, que la colonne de mercure après avoir été poussée à un certain nombre de degrés, à 3 ou 4, je suppppose, monte brusquement par intervalle jusqu'à 8, 10, et même 15 degrés. Il suffit de l'hypertrophie simplement du ventricule gauche pour que ce caractère particulier du pouls se rencontre toujours. La dilatation du ventricule gauche et de son oreillette présente les mêmes signes sphygmométriques que ceux des rétrécissemens auriculo - ventriculaires et ventriculo - aortiques. L'auscultation, la percussion, la mensuration et l'examen des autres fonctions de la vie, serviront à distinguer les lésions organiques avancées des rétrécissemens ou des végétations qui commencent à se développer.

Ici se borne le résumé de mes recherches sphygmométriques sur les maladies organiques du cœur; mais avant d'en finir, je demanderai à l'Académie la permission d'ajouter, à l'appui de ce que j'ai écrit, le chiffre des faits divers que j'ai observés.

LÉSIONS OBSERVÉES.	CARACTÈRE DU POULS et signes sphygmométriques.	RÉSULTATS nécroscopiques.	OBSERVATIONS.
Rétrécissemens auriculo-ventriculaires droits et rétrécissemens auriculo-pulmonaires. — xx malades.	Petit, irrégulier, inégal, intermittent, quelquefois imperceptible. La colonne de mercure ne descend pas jusqu'à son point de départ, ou n'y descend qu'en deux temps : elle est surprise vers son milieu par une impulsion incidente.	Rétrécissemens de diverses nature, et dilatations plus ou moins avancées de l'oreillette et du ventricule. Un peu d'hypertrophie s'est rencontré dans le ventricule droit de 4 individus.	Chez 6 de ces malades l'auscultation n'a fourni qu'un léger bruissement; chez 6 le bruit centaire était parfaitement prononcé; chez les 9 autres aucun son anormal. L'oppression et une altération plus ou moins prononcées des traits et de la couleur du visage, étaient les seuls symptômes qui auraient pu faire soupçonner la maladie. — 4 sont morts d'apoplexie pulmonaire; les autres dans un état d'infiltration générale.
Rétrécissemens auriculo-ventriculaires gauche et rétrécissemens ventriculo-aortiques. — xx malades.	Le pouls est faible, irrégulier, intermittent, inégal, mais beaucoup plus que dans les rétrécissemens des orifices du côté droit. La colonne de mercure dans le sphygmomètre s'abaisse au-dessous de son niveau de 1, 2, et même 3 degrés, suivant l'importance de l'obstacle.	Chez 18 le cœur n'était point hypertrophié, mais seulement dilaté : les 13 autres avaient un commencement d'hypertrophie de l'oreillette et du ventricule gauche.	Chez les 11 premiers le pouls était extrêmement faible : ils sont morts d'hydrothorax, dans un état d'infiltration générale; des 13 derniers 8 ont succombé à l'hémoptysie, 5 à des affections variées du poumon, à l'hémorrhagie cérébrale. Chez ces 15 malades le pouls avait de la roideur, était fréquent et brusque, mais n'offrait qu'un très petit développement.
Hypertrophie du cœur sans rétrécissement des orifices. — xx malades.	Le pouls est régulier, mais inégal dans ses contractions. Il présente cette anomalie, que la colonne de mercure, après s'être élevée à un certain nombre de degrés, à 3 ou 4, je suppose, monte brusquement par intervalles jusqu'à 8, 10 et même 15 degrés.	L'autopsie de 18 individus chez lesquels j'avais observé le signe sphygmométrique ci-contre, m'a fait voir une hypertrophie excentrique ou concentrique du ventricule gauche sans rétrécissement des orifices.	Chez les personnes où s'est rencontrée l'hypertrophie concentrique, le pouls n'avait pas le même développement que dans l'hypertrophie excentrique, mais il offrait le même caractère d'inégalité dans ses contractions. Les signes tirés de l'auscultation se sont rencontrés chez 3, chez tous les autres ils étaient si faiblement dessinés qu'il eût été impossible de reconnaître par eux une lésion avancée du cœur.

CONCLUSION.

Chaque fois que l'action du cœur sera troublée, et qu'en explorant le pouls avec le sphygmomètre on ne rencontrera aucun des signes qui caractérisent l'une ou plusieurs de ses différentes lésions organiques, on sera en droit d'espérer que le dérangement rythmique tient à d'autres causes qu'à des lésions de tissu. Il faudra aller chercher ces causes dans des affections d'organes qui agissent sympathiquement sur le centre circulatoire.

Le traitement résultera de la distinction que l'on en saura faire. Je puis affirmer que beaucoup d'affections, considérées comme organiques par l'exploration ordinaire, et jugées tout différemment par mon moyen d'investigation, se sont aisément dissipées sous l'influence d'une médication rationnelle.

J'aurai l'occasion, dans un ouvrage *ex professo*, de faire voir, par un grand nombre de faits anatomiques, que l'altération des organes qui sont en rapport direct avec le cœur coïncide presque toujours avec ses propres lésions, ce qui explique à merveille les désharmonies de la circulation, et par suite les maladies organiques du viscère qui en est le centre.

La santé c'est l'équilibre : qu'une organe vienne à languir, ou que surexcité son action s'accroisse, non seulement il éprouvera quelques souffrances, mais tous ceux qui fonctionnent sous son influence plus ou moins immédiate en éprouveront un dommage plus ou moins considérable.

On a répété jusqu'à satiété que les passions de l'âme étaient les causes les plus ordinaires des affections du cœur ; mais qui oserait affirmer que certaines dispositions de cet organe ne sont pas elles-mêmes le plus puissant motif de ces passions? qui pourrait douter qu'un cœur volumineux ne dispose aux irritations cérébrales? Mais aussi que de monomanies furieuses, érotiques, etc., qui, lorsqu'elles ont fini par la mort et après bien des années d'une affligeante continuité, ne se sont point trouvées coïncider avec une lésion organique du cœur? Les passions violentes ne suffisent donc pas pour produire les altérations organiques du cœur. Les hypertrophies du ventricule gauche, produisent au contraire une irritation cérébrale qui peut aller depuis le simple emportement de la colère jusqu'à la fureur maniaque, depuis la simple congestion jusqu'à l'apoplexie foudroyante.

Les personnes chez lesquelles on rencontre des dilatations et des rétrécissemens sont en général flegmatiques et nonchalantes, presque toutes sont adonnées aux plaisirs de la table. Ces deux conditions, si elles s'accompagnent d'une hématose trop énergique, ne tardent pas à fournir une quantité de sang qui n'est plus en proportion avec le système vasculaire général, et la conséquence la plus évidente en est que l'action musculaire du cœur se trouve accrue, qu'il s'irrite alors, ou que ses cavités se distendent.

A mon avis, la cause la plus commune des affections du cœur gît dans une alimentation qui n'est point en rapport avec l'exercice, ou d'un exercice poussé au-delà des limites de nos forces. Là où la recette excède la dépense il y a engorgement, et les réservoirs se détériorent, se dilatent ou crèvent. Je devrais peut-être, Messieurs, insister davantage sur ces considérations éthiologiques, car elles sont susceptibles de conduire à des applications thérapeutiques de la plus haute importance; mais, encore une fois, je suis forcé de restreindre mon discours, et je le terminerai en répétant qu'une maladie de cœur commençante m'a toujours paru susceptible de guérison, et que, depuis six ans que je m'occupe attentivement des lésions de cet organe, il m'est arrivé bien des fois de les signaler alors même qu'il eût été impossible de les soupçonner, en ne s'aidant que des moyens connus; il m'est arrivé d'en suivre le développement et de les voir, à grand'peine parvenir à ce degré où il n'est plus temps d'y porter remède. Les malades avaient repoussé les conseils de l'art qui leur imposait des privations, et, lorsqu'ils sont venus les réclamer, l'art ne pouvait plus leur prêter de secours efficaces.

FIN.

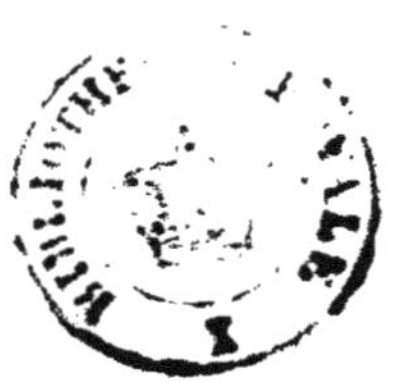

Pour Paraître Incessamment...

TRAITÉ DES MALADIES DU CŒUR,
par le docteur J. Hérisson.

L'auteur a su mettre à profit, dans son ouvrage, les travaux de ses devanciers; il examine avec soin la valeur de tous les moyens mis en usage pour l'exploration du cœur, il communique ses recherches sphygmométriques, et arrive à cette conclusion : que l'altération du tissu du cœur ne pouvant exister isolée de la lésion de sa fonction, les divers troubles de cette fonction ne peuvent être nettement signalés que par le sphygmomètre, puisque cet instrument révèle plusieurs anomalies de la circulation artérielle que les médecins, jusqu'à présent, n'ont pas même soupçonnées.

M. Hérisson démontre par un grand nombre d'observations que désormais, il sera plus facile de distinguer les affections organiques du cœur et de ne pas les confondre avec certains troubles, qui en ont toutes les apparences.

PARIS. — IMPRIMERIE D'AUGUSTE AUFFRAY, RUE SAINT-JACQUES, 38.

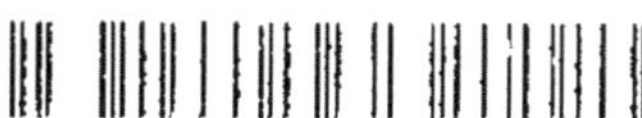